Td $^{102}_{43}$

OBSERVATIONS ET RECHERCHES

SUR

L'OBLITÉRATION DE LA VEINE-PORTE

ET SUR LES RAPPORTS DE CETTE LÉSION

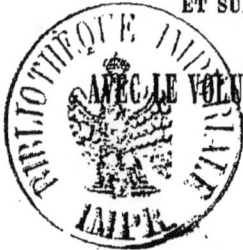

AVEC LE VOLUME DU FOIE ET LA SÉCRÉTION DE LA BILE;

PAR E. GINTRAC,

Chevalier de la Légion d'Honneur,
Professeur de Clinique interne et Directeur de l'École de Médecine de Bordeaux,
Membre de la Commission administrative des hospices civils
et de l'Académie Impériale des Sciences, Belles-Lettres et Arts de la même ville,
Correspondant de l'Académie Impériale de Médecine,
et Membre honoraire de la Société d'Hydrologie Médicale de Paris,
Correspondant de l'Académie des Sciences de Dijon, de la Société académique de la
Loire−Inférieure, de la Société libre d'Émulation de Liége,
des Sociétés médicales de Louvain, de Hambourg, du grand duché de Bade,
de Strasbourg, de Montpellier, Toulouse, Lyon,
Marseille, Besançon, Caen, Évreux, Metz, Tours, Douai, etc.

〜〜〜〜

BORDEAUX

G. GOUNOUILHOU, IMPRIMEUR DE L'ÉCOLE DE MÉDECINE

Place Puy−Paulin, 1.

——

1856

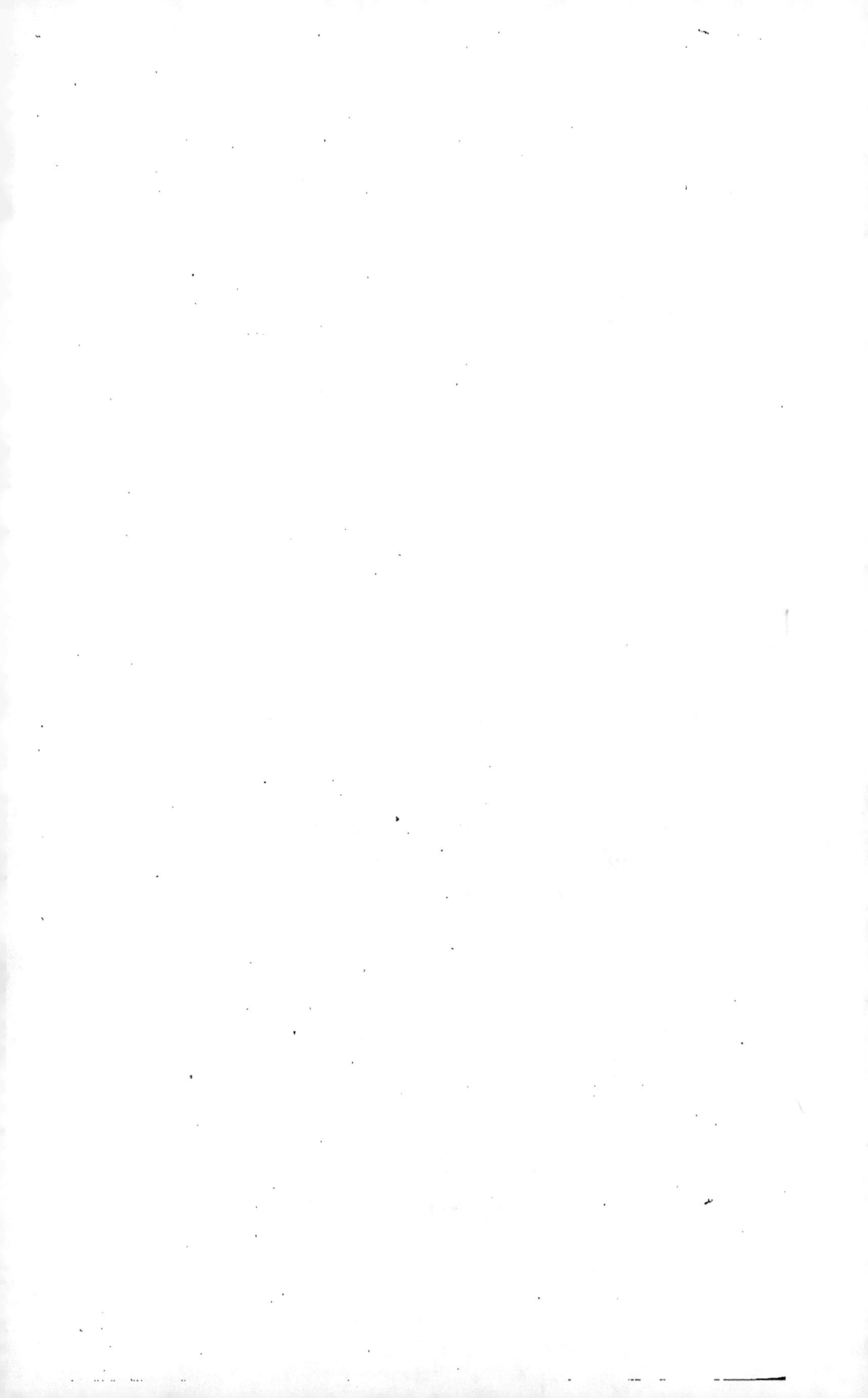

OBSERVATIONS ET RECHERCHES

SUR

L'OBLITÉRATION DE LA VEINE - PORTE

ET SUR LES RAPPORTS DE CETTE LÉSION

avec le volume du foie et la sécrétion de la bile.

———

Stahl avait appelé l'attention des médecins sur l'influence pathologique de la veine-porte; mais la célèbre
thèse à laquelle il attacha son nom eut plus de reten-
tissement par la singularité de son titre [1] que par la
doctrine qu'elle renfermait. Là cependant se trouvaient
des idées judicieuses sur les effets de la pléthore du
système veineux abdominal, et sur les résultats d'un
retard dans cette circulation spéciale, tels que l'engorgement de la rate, le vomissement de sang, le développement des hémorrhoïdes, l'ictère, l'induration du
foie, l'ascite. Ces effets étaient attribués par Stahl

---

[1] Stahl; Gaetke, *de vena portæ porta malorum hypochondriaco-
splenetico - suffocativo - hysterico - colico - hemorrhoïdarum. Halæ
1698. Recusa* Halæ Magdeb., 1713.—Schaffner soutint une thèse
opposée sous ce titre : *De vena portæ porta salutis.* Halæ Magdeb., 1742.

non-seulement à l'abondance, mais surtout à l'épaississement du sang.

Longtemps on s'en tint à ces notions vagues, qui
paraissaient plus spéculatives que pratiques. Mais les
lumières de l'anatomie pathologique devaient justifier
l'ingénieuse conception de l'illustre professeur de Halle.
L'histoire de la phlébite venait d'être vivement éclairée, lorsque M. Bouillaud s'aperçut que l'oblitération
des veines est l'une des causes les plus réelles et les plus
appréciables des hydropisies. Parmi les faits sur lesquels il appuyait cette proposition, se trouvaient des
exemples d'oblitération de la veine-porte.

Peu d'années après, mais de loin en loin, étaient
signalés quelques cas analogues. Les divers états morbides dont peut être affectée la veine-porte, devinrent
pour quelques observateurs habiles l'objet d'études sé-
rieuses.

J'apporte aux connaissances acquises sur ce point
de pathologie le tribut de plusieurs observations que
j'ai recueillies avec soin.

Si en moins de dix ans j'ai pu constater six fois l'o-
blitération de la veine-porte, j'en dois inférer que,
pour multiplier les faits de ce genre, il suffira désor-
mais de porter, dans les investigations anatomiques relatives aux maladies du foie et aux épanchements abdominaux, une attention plus grande à l'état de cette
veine. Je crois cet ordre de recherches assez important, non-seulement sous le rapport de l'anatomie pathologique, mais aussi relativement à la pratique de
l'art, pour que les médecins studieux ne dédaignent
pas de s'en occuper.

Je ne me propose point de faire ici l'histoire des maladies de la veine-porte. Je veux me borner à une simple indication des états morbides dont le résultat a été l'oblitération de ce vaisseau.

Or, l'oblitération, ou l'obturation, ou l'obstruction de la veine-porte peut être complète ou incomplète, s'opérer rapidement ou lentement, dépendre de différentes causes, s'accompagner de lésions plus ou moins complexes, et produire des effets nombreux et variés. Il est donc nécessaire de jeter un coup-d'œil sur les faits que la science possède, et de les distribuer en quelques groupes qui feront ressortir et leurs traits d'analogie et leurs points de dissemblance.

§ Ier. — INDICATION SOMMAIRE DES FAITS D'OBLITÉRATION DE LA VEINE-PORTE.

I. — La veine-porte peut-être comprimée et lésée par suite de l'induration de quelques-uns des organes qui l'avoisinent.

Des tumeurs développées autour d'elle, la gênant, resserrant son calibre, peuvent troubler la circulation du sang et finir par l'interrompre. M. Andral a rapporté l'exemple d'un individu qui ayant offert des symptômes d'une affection du cœur, et un épanchement séreux dans l'abdomen, présenta des masses tuberculeuses dans le médiastin antérieur et sous le foie; celles-ci comprimaient les troncs veineux, spécialement celui de la veine-porte [1].

[1] *Clinique Médicale*, t. IV, p. 89.

Une compression plus forte était exercée par un amas de tubercules placés entre l'estomac et le foie, et formant une tumeur volumineuse et dure, chez une jeune fille, dont M. Gendrin a rapporté l'observation. La veine-porte était obstruée par un caillot rougeâtre stratifié, adhérant à la membrane interne, épaissie et injectée. Toutes ses branches étaient pleines de sang. Pendant la vie, il y avait eu d'abondantes hémorrhagies gastriques et intestinales [1].

M. Bouillaud a rapporté deux exemples d'oblitération de la veine-porte par des caillots, chez des individus dont le foie et les environs de la vésicule biliaire et de la veine-porte présentaient des tubercules nombreux et rapprochés [2].

Les affections cancéreuses de l'estomac peuvent avoir une influence spéciale sur la veine-porte. C'est probablement ce qui avait eu lieu chez l'individu dont Honoré entretint l'Académie de Médecine en 1823, à l'occasion d'une tumeur développée dans le tissu même de la veine et faisant saillie dans sa cavité. Il existait un cancer de l'estomac [3].

La même coïncidence est signalée chez un malade observé par M. Pressat. La veine-porte dilatée contenait de la matière encéphaloïde et colloïde. Ses tuniques étaient épaisses et fermes. L'obstruction était à peu près complète. En outre, une ulcération du pylore allait s'ouvrir dans l'arrière-cavité des épiploons [4].

[1] *Traité de Méd. prat.*, t. I, p. 233.
[2] *Archives de Médecine*, t. II, p. 198 et 199.
[3] Séance de l'Acad. du 26 août 1823. *Archives*, t. III, p. 153.
[4] *Bulletins de la Société Anatomique*, 1836, p. 60.

M. Andral a vu, dans un cas de cancer du péricarde et d'induration du foie, les parois de la veine-porte ramollies et tapissées par une fausse membrane [1].

Ces lésions de la veine-porte n'étaient que secondaires. Elles n'en méritent pas moins toute l'attention des observateurs; mais leur intérêt devient plus grand lorsqu'elles constituent le fait pathologique principal.

II. — Le tissu qui entoure immédiatement la veine-porte a quelquefois été le siége de la maladie. M. Cruveilhier a vu l'inflammation et la suppuration occuper la périphérie de ce tissu et pénétrer ainsi dans la substance du foie. La matière purulente enveloppait et comprimait les parois veineuses [2].

La veine-porte était également étreinte dans un cas signalé par M. Barth.

Une femme de vingt-quatre ans, accouchée depuis dix mois, succombait après avoir offert une ascite et présenté les symptômes d'une péritonite sur-aiguë. Un liquide trouble et floconneux se trouvait dans l'abdomen; le foie était rouge; la veine-porte, avant son entrée dans cet organe, était entourée par une production blanchâtre et très-dense. Ses divisions étaient oblitérées par de petits caillots. Les intestins, chez ce sujet, étaient d'une brièveté extraordinaire [3].

III. — Les annales de la science présentent un exemple curieux et probablement unique d'inflammation de la veine-porte produite par une cause traumatique. Ce fait est dû à M. Ernest Lambron.

Un homme de soixante-neuf ans avale une arête de

[1] *Clinique*, t. IV, p. 64.
[2] *Anatomie pathologique*, XVIe livraison, planche 3.
[3] *Bulletins de la Société Anatomique*, 1851, p. 354.

poisson. Ce corps étranger s'engage dans l'épaisseur du pylore, traverse l'extrémité droite du pancréas et va s'implanter dans le tronc de la veine mésentérique supérieure. De là, une inflammation violente qui se propage le long de la veine-porte. On trouve dans l'intérieur de ce canal du pus couleur lie de vin, et une fausse membrane s'étendant dans la veine mésentérique, dont le calibre est oblitéré par des caillots [1].

IV — L'inflammation de la veine-porte a laissé pour vestiges, dans quelques-uns des faits précédemment cités, une fausse membrane tapissant les parois vasculaires. Cette production fut observée comme circonstance caractéristique de la phlébite dans le cas suivant, relaté par M. Balling [2].

Un vigneron âgé de cinquante ans, hémorrhoïdaire, fut surpris par une pluie d'orage; bientôt après survinrent une fièvre très-intense, des angoisses douloureuses, de la dyspnée, des vomissements bilieux et sanguinolents, du délire, etc. La nécropsie montra les intestins météorisés, le foie sain, sauf le lobe de Spigel, qui était plus rouge et plus consistant qu'à l'état normal. La veine-porte, rouge, tuméfiée et dense, contenait du sang à moitié coagulé. Une lymphe plastique tapissait ses parois. La capsule de Glisson était enflammée. La veine splénique était rouge; les veines mésentériques étaient engorgées, mais sans rougeur; la rate volumineuse et molle.

V. — L'inflammation de la veine-porte a été plusieurs fois démontrée par la présence du pus. Ce fluide faisait

[1] *Archives de Médecine,* 3e série, t. XIV, p. 131.
[2] Baczinski; *De venæ portarum inflammatione.* Turici, 1838, p. 31.

obstacle à la circulation du sang, surtout lorsqu'il était accumulé en assez grande quantité.

Un homme âgé de trente-huit ans, admis dans le service de Borie à l'Hôtel-Dieu, avait présenté les symptômes d'une vive irritation intestinale; il portait une fistule urétro-rectale. Il éprouvait de violents accès fébriles. Le rectum et une partie du colon furent trouvés enflammés, le foie volumineux et injecté, la veine-porte remplie d'une matière purulente, blanchâtre, en partie concrétée et collée à la membrane interne[1].

M. Schoenlein soignait en 1829, à l'hôpital de Wutzbourg, un jeune homme de dix-neuf ans atteint de douleurs dans l'hypochondre droit, de vomissements verdâtres et d'hémorrhagies intestinales. Il reconnut à la nécropsie une entérite intense, et surtout du pus dans la veine-porte. Cette veine et les autres canaux qui plongent dans le foie, étaient entourés d'un tissu dense, épais, d'apparence fibreuse. Les branches abdominales de la veine-porte étaient très-distendues; plusieurs rameaux contenaient des caillots de sang qui en interceptaient la lumière.

Dans le récit de ce fait remarquable, M. Schoenlein nota avec soin le développement des veines des parois de l'abdomen se rendant aux mammaires internes et aux axillaires[2].

Le même observateur rencontra dix ans après, à Berlin, un fait assez analogue dont trois de ses élèves donnèrent une relation très-circonstanciée[3]. Le malade

[1] *La Clinique,* no du 2 mai 1829.
[2] Baczinski; *l. c.*, p. 29.
[3] Raether; *De venæ portarum inflammatione.* Berolini, 1840.

était un sellier, âgé de vingt-cinq ans, qui éprouvait des symptômes d'irritation gastro-intestinale, et des accès de fièvre violents et irréguliers. La veine-porte, présentait une dilatation notable; elle était remplie, ainsi que les veines splénique et mésentérique, d'une matière purulente jaunâtre.

M. Mohr a donné l'histoire d'une jeune fille de dix-sept ans, atteinte d'une forte inflammation des voies digestives et d'aphthes nombreux de la muqueuse buccale; le tronc de la veine-porte contenait du pus et formait une tumeur considérable. Plusieurs branches hépatiques, très-développées et variqueuses, faisaient aussi saillie à la surface du foie [1].

Au rapport de M. Ermerod, un garçon d'écurie, âgé de vingt-cinq ans, adonné à l'usage des liqueurs spiritueuses, éprouvait des douleurs vives dans l'hypochondre droit; sa peau avait pris une teinte ictérique; des accès fébriles intenses débutaient par des frissons violents et prolongés. La maladie ne dura que trente et quelques jours. Il y avait un peu de sérosité dans l'abdomen, une certaine quantité de matière purulente dans l'excavation pelvienne et dans des cavités partielles formées par des adhérences. La veine-porte était remplie de pus; on y trouvait aussi du sang coagulé, obturant ce vaisseau jusqu'à l'origine de la veine mésentérique supérieure [2].

— Sander; *De venæ portarum inflammatione.* Berolini, 1840.— Messow; *De inflammatione venæ portarum seu pylephlebitide.* Berol., 1841, p. 7.

[1] Messow, p. 18.

[2] *The Lancet,* May 1846. — *Archives de Médecine,* 4e série, t. XII, p. 208.

Un fait assez analogue a été publié par M. Hillairet :
un clerc de notaire, âgé de vingt-quatre ans, éprouve
des frissons très-vifs, suivis de chaleur et de sueur;
des accès fébriles très-intenses se répètent. Il survient
des douleurs violentes à l'épigastre, à l'hypochondre
droit, puis dans tout le ventre qui se météorise. Il y
a une soif vive, des vomissements, de la constipation,
un ictère très-prononcé, etc. Péritonite, adhérences
intestinales, ganglions mésentériques ramollis et sup-
purés; foie volumineux, jaunâtre; caillot remplissant
le tronc de la veine-porte; pus dans les divisions de
ce vaisseau, vésicule biliaire très-distendue [1].

VI.—Dans certains cas, non-seulement la veine-porte
était en suppuration, mais le foie contenait des foyers
purulents, en rapport plus ou moins direct avec l'altération de ce tronc veineux.

Dance trouva chez un jeune homme de vingt-cinq
ans, dont l'état fort grave s'était compliqué d'un érysipèle gangréneux de la tête, le foie parsemé de noyaux
purulents. Examinés de près, ces noyaux paraissaient
formés par des amas de veines remplies de pus. Ces
veines se continuaient avec les rameaux de la veine-
porte, dont le tronc contenait une matière purulente
d'aspect pultacé; les veines mésentériques et splénique

---

[1] *Union médicale*, 1849, p. 262. M. Hillairet fait précéder
cette observation d'un autre exemple d'obstruction de la veine-
porte par des caillots; mais il y en avait aussi dans la veine-cave
et même dans les veines iliaques, crurales et saphène. La pyle-
phlebite était consécutive à une entérite folliculeuse et ulcé-
reuse, et n'avait probablement précédé la mort que de peu de
temps.

en présentaient aussi. Les ganglions du mésentère étaient en suppuration [1].

M. Frey, de Manheim, a donné l'observation d'un homme de soixante-deux ans, qui, à la suite de chagrins, éprouva des accès de fièvre intenses, une diarrhée abondante et de la douleur à la région du cœcum. On trouva dans l'abdomen un ichor brun et floconneux, les intestins injectés, et des foyers purulents dans le mésentère. La veine-porte contenait un liquide rouge sale. Le foie était parsemé de foyers purulents [2].

M. Marrotte a recueilli un fait assez analogue aux deux précédents :

Un homme âgé de cinquante-trois ans avait été pris de douleurs vives dans l'abdomen, et surtout dans la région du foie, avec inappétence, constipation et fièvre. Après quelques jours d'un rétablissement apparent, il survint des frissons et des accès très-prononcés de fièvre intermittente; maigreur, faiblesse, ictère, épanchement séreux dans l'abdomen, mort. Foie parsemé d'une multitude de bosselures formées par autant d'abcès sous-jacents à la capsule de Glisson, et aboutissant aux ramuscules de la veine-porte. Cette veine, pleine de pus, a ses parois enflammées et sa membrane interne ramollie; sous le foie elle est remplie par un caillot sanguin, transformé en sanie roussâtre mêlée de pus. Oblitération de quelques rameaux mésentériques; ulcération et foyer purulent s'ouvrant dans le colon ascendant [3].

---

[1] *Archives de Médecine*, t. XIX, p. 40.
[2] *Archives*, 4e série, t. VII, p. 483.
[3] *Revue médico-chirurgicale de Paris*, 1850, t. VII, p. 135.

M. Follin fit voir à la Société anatomique, en 1852, un foie volumineux dans lequel existaient des abcès nombreux. La veine-porte était très-enflammée et avait été probablement le point de départ des noyaux purulents [1].

M. Leudet, quelques jours après, montrait un foie très-développé dans lequel des abcès multipliés accompagnaient les divisions principales de la veine-porte. L'une de ces divisions renfermait un caillot baigné de pus, mais qui n'oblitérait pas entièrement la lumière du vaisseau. Les parois de la veine-porte étaient épaisses et grisâtres. Ces pièces appartenaient à une femme de vingt-huit ans, accouchée depuis quelque temps, et qui avait eu des accès fébriles débutant par des frissons vifs et répétés. Il y avait en outre de la douleur à l'hypochondre droit, des selles diarrhéïques, de la dyspnée, etc. [2].

VII. — Dans une dernière catégorie viennent se grouper les faits dans lesquels la veine-porte, siége de l'affection essentielle, était plus ou moins complétement oblitérée par des caillots d'une certaine consistance ou modifiés et transformés.

Voici le résumé de ces faits.

Un homme de cinquante ans, qui avait eu deux fois l'opération de la paracenthèse, offrit à la nécropsie une oblitération presque complète de la veine-porte par un caillot composé de deux couches. La plus extérieure, très-dense, adhérait à la membrane interne,

[1] *Bulletins de la Société anatomique*, 1852, p. 453.
[2] *Bulletins de la Société anatomique*, 1852, p. 462.

qui était épaissie, rugueuse et injectée. Le tronc des veines splénique et mésentérique était obturé par un caillot fibrineux. Les veines sous-péritonéales, diaphragmatiques et intercostales, étaient dilatées et flexueuses. Le foie n'avait pas ses dimensions ordinaires [1].

Un individu âgé de quarante-huit ans, malade depuis un an, ayant eu des douleurs dans les hypochondres, des coliques, une ascite, une anasarque, de la diarrhée, etc., présentait de chaque côté du tronc des veines superficielles et saillantes, se portant de l'aine vers l'aisselle Les veines du mésentère étaient élargies et flexueuses. L'une d'elles se trouvait obstruée par un caillot dense et fort adhérent qui se continuait dans la veine-porte, mais sans l'oblitérer entièrement. Les organes digestifs étaient fortement injectés, la rate volumineuse, et le foie granuleux [2].

L'observateur à qui sont dus les deux exemples précédents, M. Reynaud, en a donné un troisième. Le foie était granuleux et comme raccorni, la veine-porte entièrement remplie par une substance celiulo-vasculaire, très-adhérente aux parois, constituée par un caillot ancien et organisé. Pendant la vie, les veines superficielles de l'abdomen avaient paru variqueuses [3].

M. Duplay, témoin de ce fait, recueillit lui-même, quelque temps après, le suivant :

Une femme âgée de cinquante-six ans, ayant depuis longtemps des hémorrhoïdes douloureuses, souffrait de l'hypochondre droit, éprouvait de la dyspnée, avait un

[1] Reynaud; *Journal hebdomadaire*, 1829, t. IV, p. 148 et 152.
[2] Reynaud.; *Journal hebdomadaire*, 1829, t. IV, p. 152.
[3] *Ibidem*, p. 160.

ictère et une ascite. Les veines sous-cutanées de l'abdomen étaient variqueuses. Il survint des vomissements,
des selles de matières noirâtres, une grande prostra-
tion des forces, du délire, etc. Il y avait dans les poumons quelques petites tumeurs d'apparence encéphaloïde. Le foie, volumineux, surtout vers le lobe de Spigel, semblait comme partagé en compartiments par
des cloisons assez denses. La veine-porte était complétement obstruée par un caillot consistant, formé de
deux parties de nuances diverses. Les branches de la
veine-porte étaient également obstruées ; le conduit cystique oblitéré et épaissi. Le fluide contenu dans la vésicule, assez différent de la bile ordinaire, était consistant et verdâtre. Les intestins étaient injectés [1].

L'observation qui suit a été recueillie avec le plus
grand soin par M. Raikem, professeur à la Faculté de
Médecine de Liège [2]. Un cloutier, âgé de cinquante-sept
ans, avait eu, en 1808, des fièvres intermittentes, et
conservait depuis cette époque un développement marqué de l'abdomen. Il était survenu depuis quelque temps
de la diarrhée, des coliques, une ascite, de l'œdème
aux membres inférieurs, etc. Il mourut en juillet
1841. Sérosité infiltrée dans le tissu cellulaire et
épanchée dans l'abdomen. Epiploon et mésentère char-
gés de graisse. Intestins hypérémiés, infiltrés, hypertrophiés, tapissés par une couche de sang liquide.
Veines mésentériques très-dilatées et gorgées de sang.
Veine-porte entièrement oblitérée par des concrétions

[1] Duplay; *Journal hebdomadaire*, 1830, t. VI, p. 404.

[2] Obs., réflexions et aperçus sur quelques affections morbides de la veine-porte. *Mémoires de l'Académie royale de Médecine de Belgique*, 1845, t. I, p. 38.

adhérentes aux parois, molles et d'un blanc rougeâtre, formées par de la fibrine stratifiée, et mêlée de caillots récents. Membrane interne de cette veine épaissie et encroûtée de plus de vingt lamelles dures de nature osseuse. Foie atrophié. Vésicule à parois épaisses et opaques contenant une bile séreuse jaunâtre-orangé. Tronc de l'artère hépatique ayant trois lignes de diamètre, ne contenant pas de sang coagulé. Veines sus-hépatiques libres. Rate volumineuse, recouverte de plaques blanches fibro-cartilagineuses.

M. Frisson, d'Orléans, a aussi donné un bel exemple d'ossification de la veine-porte [1]. Le malade, âgé de cinquante ans, faible et lymphatique, avait eu des fièvres intermittentes. Il fut atteint d'ictère, de vomissements abondants d'une bile épaisse, de dyspnée, de diarrhée, d'ascite. Les veines superficielles de l'abdomen étaient très-saillantes, surtout à droite. — Pseudo-membranes dans les plèvres. Sérosité trouble et avec flocons albumineux dans le péritoine, qui est lie de vin. Adhérences mutuelles de plusieurs anses intestinales. Ganglions mésentériques engorgés. Veines de l'abdomen dilatées, flexueuses, remplies en certains points de caillots denses. Muqueuse gastro-intestinale épaissie et d'un rouge livide. Rate très-volumineuse. Foie petit, dur, couvert de fausses membranes : 90 grammes de bile dans la vésicule. Veine-porte complétement ossifiée dans son pourtour, formant une sorte d'étui exactement rempli par une matière dure et rougeâtre, qui se continue avec des caillots demi-solides.

M. Monneret a enregistré une autre observation de

[1] *Gazette des Hôpitaux*, 1848, p. 420.

phlébite oblitérante de la veine-porte [1]. Un teneur de livres, âgé de quarante-deux ans, ayant eu diverses maladies graves dans les pays chauds, et conservant une hypertrophie de la rate, fut pris d'hématémèse, de diarrhée sanguinolente, d'ascite. Les veines sous-cutanées de l'abdomen étaient variqueuses. On trouva le foie atrophié, d'un tissu ferme, jaunâtre, mais non granuleux; la veine-porte, dilatée, obturée par un caillot fibrineux très-résistant, rougeâtre en quelques points, blanchâtre en d'autres et adhérant à la membrane interne, qui était inégale, épaissie, rugueuse et rougeâtre. La vésicule contenait deux calculs; ses parois étaient épaisses et de consistance fibro-cartilagineuse; la rate très-développée.

M. Dowel a fait connaître deux autres cas d'oblitération de la veine-porte [2].

Le premier a été recueilli sur un homme d'âge moyen, atteint d'ascite et d'anasarque, et qui eut avant de mourir un érysipèle des membres inférieurs. Le foie était granuleux, atrophié. Le tronc de la veine-porte et ses branches, excepté la splénique, étaient comme tamponnés par une substance molle qui paraissait n'être que de la fibrine altérée. Cette substance se rencontrait aussi dans les divisions intra-hépatiques de la veine-porte, et adhérait à leurs parois.

Le second cas, fort analogue au précédent, fut offert par un homme de trente-quatre ans. Un caillot ferme remplissait la veine-porte, dont les parois épais-

[1] *Union Médicale*, 1849, p. 49.
[2] *The Dublin quarterly Journal of medical Science;* August. 1851, p. 201 et 202.

sès, opaques, blanchâtres, présentaient à leur face interne beaucoup de lamelles osseuses.

On remarque entre les divers faits de cette catégorie, une certaine conformité. On la retrouvera dans les observations dont je dois maintenant exposer les détails les plus importants.

§ II. — Observations.

Ire Observation [1]. (Affection organique du cœur ; aortite ; ascite ; atrophie du foie ; ossification et oblitération de la veine-porte).

Dominique Pierron, âgé de quarante-cinq ans, de Juville, département de la Meurthe, de haute stature, d'une constitution forte, d'un tempérament lymphatico-sanguin, avec prédominance nerveuse, ayant été longtemps militaire, retiré du service depuis deux ans, était employé comme manœuvre dans les travaux de maçonnerie.

Les fatigues de la guerre avaient depuis sept ans altéré sa santé. Sujet à des palpitations de cœur, à de la gêne dans la respiration, il était entré à l'hôpital du Gros-Caillou avec un commencement d'ascite. Traité par l'application des ventouses scarifiées et des sangsues sur l'abdomen, et par l'emploi des purgatifs, il se trouva mieux, mais demeura plus ou moins souffrant. Depuis deux ans, la dyspnée, les battements de cœur, la tuméfaction du ventre, et l'œdème des membres inférieurs, l'obligèrent à cesser tout travail et à demander les secours de l'art. On lui fit une saignée du bras ; on lui donna quelques purgatifs. Il n'en éprouva aucun soulagement.

[1] Je communiquai cette observation à l'Académie de Médecine de Paris, dans sa séance du 11 avril 1843.

Admis le 10 juin 1842 à l'hôpital Saint-André, il présentait les symptômes suivants :

Il avait la respiration très-gênée, surtout dès qu'il marchait. Les battements du cœur étaient énergiques, tumultueux, avec un bruit de souffle assez distinct; et sur la région sternale on entendait un léger bruit de râpe. Les battements des carotides étaient également un peu sonores. Le pouls était calme, mais plein; l'abdomen distendu; au niveau de la région ombilicale, il avait 97 centimètres de circonférence; météorisé au centre, il présentait de la matité sur les côtés. Celle-ci se prononçait en bas lorsque le malade se tenait debout. La fluctuation était manifeste. La langue était sèche, rouge sur les bords et à la pointe, couverte au milieu d'un enduit brunâtre. Les gencives étaient saignantes, mais non livides; il y avait de la soif, de l'anoréxie, de la céphalalgie, et parfois des éblouissements et quelques épistaxis. Une saignée du bras de 400 grammes fut pratiquée (caillot mou, non couenneux). Je prescrivis pendant plusieurs jours la tisane de chiendent nitrée, la digitale, la scammonée, la crème de tartre, puis le suc de sureau. Les symptômes s'amendèrent. Le 50 juin, le malade se sentant de l'appétit, se fit porter de dehors une assez grande quantité d'aliments. Son état s'aggrava, la distension du ventre augmenta, l'œdème s'étendit, le pouls s'affaiblit malgré l'emploi des toniques; la mort arriva le 5 août.

Nécropsie. Infiltration générale.

Thorax. — Épanchement séreux peu abondant dans chaque plèvre, qui ne présente aucune trace d'inflammation.

Poumons engoués, rougeâtres, surnageant dans l'eau.

Le cœur est volumineux. Son étendue, de la base au sommet, est de 14 centimètres, et dans le sens transversal de 11. Les parois du ventricule droit sont très-minces;

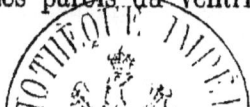

2

l'intérieur de cette cavité, de l'oreillette, et de l'artère pulmonaire, a une teinte rouge violacée. La cloison interventriculaire a 2 centimètres d'épaisseur. Les parois du ventricule gauche ont la même épaisseur; elles sont fermes, rougeâtres; les colonnes charnues y sont très-développées.

L'aorte présente à son origine, et dans une étendue d'un décimètre environ, une lésion assez notable; sa face interne, d'une teinte rougeâtre violacée, est parsemée de plaques blanchâtres, arrondies, saillantes, de consistance cartilagineuse et de quelques autres plaques d'un rouge assez foncé, moins denses, et assez analogues, pour l'aspect, à une affection pustuleuse.

Abdomen. Le péritoine contient à peu près 2 kilogrammes de sérosité limpide. Cette membrane n'est nullement enflammée.

Le foie est pâle, plus petit que dans l'état normal, comme ratatiné. Sa surface est mamelonnée, d'une couleur blanchâtre. Divisé dans le sens de sa longueur, sa séparation en deux lobes est rendue très sensible par un tissu blanchâtre qui forme une large ligne de démarcation. Le tissu de cet organe offre des points d'un rouge brun.

La vésicule biliaire contient une quantité moyenne d'un liquide jaune peu épais. Les canaux biliaires n'ont aucune disposition anormale.

La veine-porte, au-dessus du point de jonction des veines splénique et mésentérique supérieure, présente une altération assez curieuse. D'abord, elle est remplie par un caillot qui paraît fort ancien, et adhère à la membrane interne; il a une couleur noirâtre foncée et est assez ferme. Les parois de la veine-porte dans le même lieu présentent plusieurs lames osseuses. Il y en a trois principales; leur longueur est de 1 à 2 centimètres, leur épaisseur varie de 1 à 2 millimètres; leur forme est irrégulière; l'une d'elles présente un prolongement bicorne; elles sont la plupart anguleuses. Elles sont placées entre les membranes interne et moyenne de la veine, y sont enchâssées, mais peu adhérentes.

Toutes les veines de l'abdomen qui aboutissent à ce vaisseau sont gorgées de sang et variqueuses.

La rate est allongée, comme marbrée et blanchâtre à l'extérieur, d'un rouge foncé à l'intérieur.

La muqueuse gastrique a une teinte brunâtre.

L'iléon, près de sa terminaison, offre de la rougeur.

Les ganglions mésentériques sont un peu développés.

IIᵉ OBSERVATION. (Ascite; cirrhose du foie; veine-porte obstruée par un caillot formé de plusieurs couches.)

Jean Deyron, âgé de soixante-huit ans, né au Barp, et domicilié à Biganos, département de la Gironde, meunier, d'une constitution faible, d'une petite stature, ayant eu à plusieurs reprises des fièvres intermittentes, était sujet à des palpitations de cœur. Celles-ci, il y a quatre mois, devinrent plus intenses, surtout par la moindre fatigue. Bientôt après, l'abdomen se tuméfia, les jambes s'œdématièrent, l'appétit devint nul; les selles étaient tantôt liquides et fréquentes, tantôt rares et solides.

Entré le 19 avril 1844 à l'hôpital Saint-André, il était amaigri, pâle; son pouls, petit, régulier, peu fréquent. Il avait de l'oppression. Les battements de cœur étaient forts, étendus, mais réguliers et sans bruit anormal. Le thorax percuté présentait de la matité inférieurement des deux côtés, mais principalement à gauche. Le bruit respiratoire s'entendait assez bien. Il y avait de l'inappétence, sécheresse de la bouche, soif. L'abdomen était très-volumineux, indolent, météorisé et sonore à l'épigastre dans le décubitus dorsal; mat et très-fluctuant partout ailleurs. Aucun des viscères abdominaux ne faisait de saillie, ou ne pouvait être distingué à travers les parois. Point de selles depuis quelques jours, urines rares, douleurs lombaires, œdème des membres inférieurs.

Ce malade vécut encore un mois. Deux fois la paracenthèse fut pratiquée; elle ne produisit qu'un soulagement momentané.

La nécropsie eut lieu le 20 mai.

La maigreur était considérable, la raideur cadavérique assez prononcée.

Les poumons avaient perdu de leur volume, étant refoulés en haut; mais leur tissu était sain.

Le cœur, peu volumineux, n'offrait rien d'anormal. Le péricarde renfermait une petite quantité de sérosité sanguinolente.

La cavité abdominale, distendue par la sérosité, était très-vaste. Le péritoine avait une teinte légèrement grisâtre.

Le foie, très-petit, n'avait que 25 centimètres de longueur sur 14 de devant en arrière. Sa couleur était jaunâtre, son tissu un peu mou, surtout vers sa périphérie; la vésicule biliaire dans l'état ordinaire.

La veine-porte hépatique était oblitérée dans toute son étendue par un caillot fibrineux considérable, formé de couches concentriques. Les plus extérieures étaient décolorées et très denses; à l'intérieur, elles avaient la couleur noirâtre d'un sang plus récemment coagulé. Ce coagulum paraissait prendre son origine au confluent des veines qui se réunissent sous le foie; les mésentériques étaient très-développées.

Les parois de la veine-cave étaient épaisses, mais d'une couleur naturelle.

L'aorte abdominale offrait deux petites taches noirâtres, de 2 à 5 millimètres de diamètre. L'artère splénique était très-large.

La rate, peu volumineuse, avait un aspect comme marbré à l'extérieur, et offrait à l'intérieur les apparences de l'organisation du foie.

Les reins, ayant leur surface extérieure un peu inégale, étaient sains à l'intérieur.

Les autres viscères n'offraient rien de remarquable.

IIIᵉ OBSERVATION. — Ascite; cirrhose du foie; oblitération complète de la veine-porte par un caillot consistant.

Jeanne Dudon, âgée de quarante-sept ans, de Trensac (Landes), veuve, ayant eu trois enfants, douée d'une constitution assez bonne, d'un tempérament sanguin, a été habituée dès son enfance à travailler la terre. Menstruée à l'âge de vingt ans, elle ne l'est pas depuis quelques mois. Atteinte de fièvres intermittentes à diverses reprises, elle a rarement fait usage de quinine. Dans le mois de juillet 1846, cette femme a ressenti des douleurs peu vives et non continues dans les côtés de l'abdomen, s'étendant en avant des flancs aux hypochondres et en arrière jusqu'aux lombes; elle éprouvait une forte chaleur à l'hypogastre lors de l'émission des urines, qui étaient rares; elle avait une fièvre peu intense, mais continue, avec paroxysmes marqués par un sentiment de froid aux pieds. Le ventre s'était distendu, et les membres inférieurs étaient œdémateux. Il y avait environ un mois que cet état existait lorsque la malade entra, le 1ᵉʳ septembre 1846, dans le service de la clinique interne.

Elle avait la peau fraîche, le pouls petit et fréquent, facile à déprimer; la face présentait une teinte jaunâtre, terreuse; la sclérotique conservait son état normal. Langue un peu rouge, jaunâtre, humide; appétit; bouche sèche et amère. Abdomen distendu, formant une tumeur arrondie, très saillante, soulevant l'ombilic, et recouverte de téguments très-amincis et presque transparents. La percussion, sonore à l'épigastre, donne un son mat dans presque toute l'étendue de l'abdomen. La fluctuation est très-manifeste. La circonférence du ventre est de 104 centimètres. Les veines des parois sont très-développées. L'urine est rare et un peu rouge. Les selles sont peu consistantes. L'œdème est considérable aux membres inférieurs, et se propage jusqu'au tronc. (Tisane de chiendent nitrée, potion avec oximel scillitique, 2 grammes, et sirop de Nerprun, 15 grammes.)

Du 2 au 5, les évacuations alvines sont assez copieuses et liquides. Le 6, l'opération de la paracenthèse est pratiquée, et donne issue à une grande quantité d'un liquide séreux, jaunâtre, un peu trouble. La palpation de l'abdomen ne fait reconnaître aucun développement anormal du foie. La rate paraît volumineuse.

Peu de jours après, le ventre se distend de nouveau ; l'œdème des membres inférieurs fait des progrès. Le 9, une large ecchymose s'étend de l'aine gauche au pubis (digitale, scille, scammonée, āā 0,20). Le même état continue jusqu'au 17 ; alors, le ventre s'est de nouveau rempli de beaucoup de sérosité. Le 21, la ponction est pratiquée une seconde fois. Du 22 au 28, l'état s'aggrave de plus en plus, et la mort arrive le 29.

Nécropsie. — Aucune altération dans les organes circulatoires et respiratoires.

L'abdomen contient beaucoup de liquide de couleur citrine. Le péritoine n'est pas enflammé ; sa surface est lisse et blanche. La muqueuse de l'estomac est saine, mais présente une légère rougeur vers la grande courbure. Les intestins offrent des arborisations partielles, et multipliées.

Le foie est petit ; il n'a que 24 centimètres dans sa plus grande longueur, 11 de devant en arrière, et 4 en épaisseur. Sa surface est mamelonnée. Son tissu est dense, d'une couleur jaune fauve. La vésicule biliaire est à l'état normal et contient de la bile. La veine-porte est entière-

ment oblitérée par un caillot comme moulé dans sa cavité ; ce caillot est fibrineux , consistant, compact, et il
résiste à la distension; on ne peut que difficilement le dé-
chirer; il est évidemment ancien.

La rate est assez développée. Les reins sont à l'état normal.

IVᵉ Observation. — Ascite ; cirrhose du foie ; veine-porte
oblitérée par une matière pulpeuse.

Arnaud Fauquet, âgé de quarante-cinq ans, natif de
Béliet (Gironde), domicilié dans le canton de La Brède,
exerçait la profession de pâtre. La région dorsale de ses
mains présentait un épiderme fin et gercé comme chez
ceux qui ont été atteints de pellagre. Il se nourrissait de
pain de seigle, de pâtes de maïs et de millet, et buvait de
l'eau de mauvaise qualité. Il avait éprouvé des accès irréguliers de fièvre intermittente contre lesquels le sulfate de
quinine n'avait point été employé.

A la fin de septembre 1846, Fauquet fut atteint de douleurs dans les lombes, qui gênaient beaucoup la marche et
les mouvements du tronc. Les douleurs durèrent deux
mois. Pendant ce temps il pouvait encore sortir et travailler. Les urines étaient épaisses et abondantes. En novembre, un œdème commença aux pieds, et s'étendit aux
jambes; le mois suivant, l'abdomen augmenta rapidement
de volume. Cet état dura huit jours; puis, subitement et
spontanément, le ventre s'affaissa. Dans le mois d'avril
1847, l'œdème, qui avait considérablement diminué, repa-
rut, et le ventre se distendit de nouveau.

Admis à la clinique le 20 mai suivant, le malade offrait
une coloration assez naturelle de la face ; les membres su-
périeurs étaient amaigris, les inférieurs œdémateux dans
toute leur étendue. La langue était sèche, fendillée à sa

base, rouge principalement sur les bords; il y avait de
l'inappétence, peu de soif, point de nausées. Le ventre,
uniformément distendu, mesurait 107 centimètres de circonférence. Les veines sous-cutanées des parois abdominales étaient très-apparentes. La percussion donnait un son
clair autour de l'ombilic et à l'hypochondre gauche, mât
dans les autres régions de l'abdomen. La fluctuation d'un
liquide était évidente. L'urine, assez abondante, ne donnait
point de précipité par l'acide nitrique.

La toux était rare; elle provoquait l'expectoration de
quelques crachats muqueux et jaunàtres. La respiration
était peu gênée. La percussion thoracique donnait un son
clair de chaque côté jusqu'au cinquième espace intercos-
tal. La matité commençait en ce point. La respiration était
bronchique au sommet des deux poumons, obscure sur
les côtés. On distinguait du râle muqueux en arrière. Les
battements du cœur n'étaient pas précipités. Les deux
bruits étaient distincts et séparés par un intervalle très-sen-
sible. Le second temps s'accompagnait d'un bruit de souffle,
surtout marqué depuis le mamelon gauche jusqu'à la ligne
médiane du sternum. Le pouls était dur, régulier, et donnait 70.

Du 22 mai au 6 juin, l'état de Fauquet varia peu. Ce
malade prit habituellement de la digitale, de la scille et de
la scammonée, qui provoquaient de deux à quatre selles par
jour et un flux d'urine assez abondant. Néanmoins, la distension de l'abdomen fit des progrès; l'œdème des membres inférieurs devint considérable.

Le 11, la paracenthèse fut exécutée. Dès le lendemain,
le ventre avait recommencé à se tuméfier. Aucun organe
ne faisait de saillie spéciale; la pression sur les diverses
régions demeurait sans douleur, la diarrhée était devenue
abondante.

Le 16, pouls petit, fréquent; il y a un peu de dyspnée;

ventre douloureux; fluctuation très-manifeste : un mètre de circonférence; diarrhée très-forte. Vers trois heures, frissons très-vifs, peau froide, pouls très-accéléré et misérable; respiration de plus en plus gênée, face cadavéreuse. Mort pendant la nuit.

Nécropsie. — Flaccidité des membres, œdème des extrémités inférieures, distension considérable du ventre. Le péritoine contient une très-grande quantité d'un liquide clair et de couleur citrine; mais dans les parties les plus déclives, surtout près du foie, de la rate et des reins, il est trouble et mêlé de quelques flocons albumineux. Le péritoine présente une injection générale de ses vaisseaux; la portion de cette membrane qui avait été traversée par le trocart, n'est pas plus rouge qu'ailleurs.

Le foie est petit, inégal, mamelonné à sa surface, et déformé dans son ensemble. Son tissu est dense, compacte, constitué par des granulations nombreuses et conglomérées, d'une couleur jaune foncé. La vésicule biliaire, les canaux cystique, hépatique et cholédocque, sont dans l'état normal.

La veine-porte, au moment de se bifurquer pour entrer dans le foie, est remplie par une substance jaune brunâtre, assez molle, pulpeuse ou pultacée, et que l'on pourrait comparer à de la matière encéphaloïde ramollie. Toutefois, on reconnaît que cette substance n'est qu'un ancien caillot sanguin dégénéré. Il oblitère complétement toute l'étendue de la veine, et adhère à ses parois, qui présentent un peu de rougeur.

L'estomac a une teinte brunâtre, ardoisée, surtout vers le pylore; les intestins sont injectés, les autres organes n'offrent aucune lésion notable.

Ve Observation. — Ascite; cirrhose du foie; points d'ossification de la veine-porte, fausse membrane et caillots; oblitération partielle de cette veine.

Pierre Carriot, âgé de soixante-six ans, né à Coutances (Manche), domicilié à Bordeaux, manœuvre, a joui d'une assez forte constitution; il est d'un tempérament lymphatique. Son régime ordinaire était assez bon et régulier. Il était devenu hémorrhoïdaire depuis trois ans; le flux sanguin, abondant pendant les deux premières années, était à peu près nul depuis un an.

Le 15 avril 1849, sans cause connue, cet individu fut pris subitement d'une rétention d'urine qui dura trois jours, et qui cessa par l'usage des cataplasmes émollients sur l'hypogastre et des tisanes diurétiques. Bientôt après, sans avoir éprouvé ni palpitations de cœur ni gêne de la respiration, les jambes, puis les cuisses, se tuméfièrent. Des douleurs très-vives avaient été reessenties dans les lombes : elles rendaient la marche très-difficile; le ventre ne tarda pas à devenir volumineux; le malade entra le 50 mai à l'hôpital.

L'amaigrissement et la faiblesse n'étaient pas encore considérables, la langue était blanche, la soif peu vive; il y avait de l'inappétence. L'abdomen uniformément distendu, avait 95 centimètres de circonférence, il était indolent à la pression, à peu près mât dans toute son étendue, ne donnant un son clair qu'autour de l'ombilic. La fluctuation était manifeste. Les selles étaient naturelles; l'urine, assez abondante, donnait par l'acide nitrique un précipité blanc.

Toux légère et sèche; battements du cœur réguliers : les deux bruits distincts; aucun souffle anormal; pouls 56, petit. (Scille 0,05, scammonée 0,50.)

Du 51 mai au 6 juin, continuation du même état et des mêmes moyens.

Le 7, on constate une légère diminution du volume de l'abdomen. (Tisane de chiendent avec acétate de potasse et potion avec oximel scillitique.)

Le 11, l'urine dépose un sédiment formé de phosphate de chaux et de mucus. L'acide nitrique ajouté n'augmente pas le précipité, et même il le dissout. Le ventre acquiert plus de développement.

Le 12, la paracenthèse est pratiquée.

Le 15, l'écoulement du liquide permet de reconnaître un développement assez considérable de la rate. (Extrait de jusquianne 4 gr., proto-iodure de fer 0, gr. 50, pour trente pilules; en prendre trois chaque jour.)

Dès le 15, bien que le malade se dise mieux, l'abdomen paraît se remplir encore de liquide.

Le 20, la distension est telle, qu'une deuxième ponction est jugée nécessaire.

Du 21 au 25, il survient chaque jour plusieurs évacuations diarrhéiques.

Le 26, des vomissements ont lieu.

Du 27 au 7 juillet, la diarrhée et les vomissements sont presque continuels, les forces s'anéantissent, la face est d'une extrême pâleur, le péritoine se remplit de nouveau, le pouls est à 108 et très-petit; il y a du délire, la parole s'embarrasse, et le malade meurt.

Nécropsie. Le 8 juillet, les poumons sont sains; le cœur est dans l'état normal.

L'abdomen contient une grande quantité de sérosité limpide et un peu jaunâtre.

La rate a 25 centimètres de longueur, 14 de largeur et 7 d'épaisseur. Son tissu est consistant, dense, d'un rouge brunâtre. A sa surface se trouvent quelques plaques fibro-cartilagineuses, blanchâtres, dures et arrondies.

Le foie est petit, presque arrondi : il n'a que 18 centimètres transversalement et 15 d'avant en arrière. Son tissu est dense, compacte, jaunâtre dans toute son étendue. La vésicule biliaire est développée, elle contient une assez grande quantité de bile verdâtre; les canaux biliaires ne présentent rien de particulier.

La veine-porte, un peu avant sa bifurcation, offre plusieurs points d'ossification; elle est oblitérée en partie par des caillots sanguins brunâtres assez consistants et qui paraissent être anciens. Contre la surface interne de la veine est accolée dans une grande étendue une fausse membrane jaunâtre et résistante.

Les reins sont à l'état normal.

La muqueuse gastro-intestinale présente une injection générale.

VIᵉ Observation. — Ascite; péritonite, suite d'injection iodée; oblitération de la veine-porte.

Marie Dubos, âgée de quarante-deux ans, née à Noles (Landes), mariée, ayant eu deux enfants, douée d'un tempérament lymphatique, occupée aux travaux des champs, se nourrissait de pain de seigle, de viande de porc et de poisson salé. Elle avait toujours été assez bien réglée, mais avait cessé de l'être depuis le mois de novembre 1855. A cette époque, elle eut des accès de fièvre tierce. Presque en même temps, l'abdomen, déjà volumineux depuis plusieurs années, se tuméfia, et un œdème se prononça vers les membres inférieurs. Il survint des douleurs dans le ventre et spécialement à l'épigastre. La respiration devint de plus en plus gênée, et des accès de fièvre irréguliers se manifestèrent.

État de la malade le 19 juin 1854, jour de son entrée à l'hôpital Saint-André : Face pâle, d'un jaune terreux; amaigrissement général; développement notable de l'abdomen, qui donne à l'épigastre et à la partie supérieure de l'hypochondre gauche, un son clair, et de la matité dans les autres régions. Fluctuation très-manifeste. État variqueux des veines superficielles du tronc; oppression très-forte pendant le décubitus dorsal; large matité à la région précordiale, battements du cœur forts, durs, précipités et à temps distincts. Point de matité des deux côtés du thorax; râle muqueux; langue normale; diarrhée.

Les dimensions de l'abdomen s'accroissant avec rapidité, et la circonférence, au niveau de l'ombilic, étant de 1 mètre 42 centimètres, la ponction fut prescrite pour rendre la dyspnée moins fatigante; les parois abdominales, devenues plus souples, permirent de constater une certaine rénitence à l'épigastre et aux hypochondres. (Tisane de chiendent avec acétate de potasse. Scille 0,50; scammonée 1,0.)

Malgré les évacuations assez copieuses qui furent provoquées, il fallut le 8 juillet répéter la ponction. Le ventre avait repris 1 mètre 22 centimètres de circonférence. De cette époque au 25, il survint une légère varioloïde. Alors l'abdomen avait 1 mètre 7 centimètres de tour, et la gêne de la respiration était extrême. On renouvela la paracenthèse. La malade fut ensuite soumise à l'usage d'un apozème hydragogue qui provoqua des selles abondantes, mais n'empêcha pas le retour de l'ascite. Le 26 août, la ponction fut encore faite et suivie d'une injection iodée. La douleur fut très-vive; le pouls devint très-petit et tomba à 52. Peu à peu, les douleurs se dissipèrent et le pouls revint à 70; la malade vécut jusqu'au 16 septembre, présentant les indices d'un affaiblissement, d'un dépérissement rapide, et de la diarrhée, en même temps que le ventre se tuméfiait.

Nécropsie. — Amaigrissement général, œdème des membres inférieurs.

Poumons engoués à leur partie postérieure.

Péricarde contenant 20 à 25 grammes de sérosité ; cœur à l'état normal.

Péritoine ayant une coloration grise ardoisée à sa face externe et une teinte rouge violacée à l'intérieur. Là se trouvent des adhérences filamenteuses très-nombreuses, surtout du côté gauche, et une couche mince de caillots sanguins. Le péritoine contient encore quelques litres de sérosité rougeâtre.

Foie petit, mou et pâle. Vésicule biliaire distendue par une forte proportion de bile jaunâtre. Il s'en répand une grande quantité au moment où le canal cholédocque est divisé.

Veine-porte exactement remplie par un caillot volumineux, dense, grisâtre, fortement accolé aux parois, s'étendant du côté du foie jusque dans les principales branches, et du côté de l'abdomen dans les grosses veines, qui sont dilatées et dont les parois ont une teinte rougeâtre et plus d'épaisseur que dans l'état normal.

Intestins extrêmement injectés, en quelques endroits, d'un rouge noir, unis entr'eux par des adhérences filamenteuses.

Rate volumineuse, engouée.

Les autres organes ne présentent rien à noter.

§ III. — Remarques générales sur les faits d'oblitération de la veine-porte.

Les exemples d'oblitération de la veine-porte étaient si rares il y a peu d'années encore, qu'on n'aurait pu en déduire des considérations générales. Toutefois, l'étude des phlegmasies du système veineux abdominal avait été entreprise par M. Fauconneau-Dufresne [1], et plu—

---

[1] *Gaz. Méd.*, no du 16 novembre 1829.

sieurs dissertations avaient été publiées à Zurich et à Berlin sur l'inflammation de la veine-porte ou pyléphlébite[1]. L'histoire particulière recueillie par M. Raikem avait aussi servi de texte à ce savant professeur, pour comparer quelques faits analogues et en tirer d'intéressants aperçus. Depuis cette époque, les observations se sont multipliées, et il est aujourd'hui possible, comme on vient de le voir, d'en rapprocher un certain nombre, et même de les distribuer en plusieurs séries ou variétés. Ces variétés et les distinctions sur lesquelles elles se fondent, ne devront pas être perdues de vue dans le coup-d'œil qu'il me parait utile de jeter sur l'ensemble des faits.

I. Remarques relatives aux causes de l'oblitération de la veine-porte.

1º Sur 36 cas, 26 ont été fournis par le sexe masculin et 10 par le sexe féminin. De mes six observations, quatre appartenaient au premier, et deux au second.

2º L'âge n'a pu être exactement déterminé que chez 32 sujets :

Il y en a eu 3 âgés de 16 à 20 ans.

6 — de 21 à 25 »

1 — de 26 à 30 »

1 — de 31 à 35 »

2 — de 36 à 40 »

5 — de 41 à 45 »

6 — de 46 à 50 »

[1] Nom donné par M. Messow, tiré de πύλν (porte), φλεψ (veine).

1 — de 51 à 55 ans.
3 — de 56 à 60 »
1 — de 61 à 65 »
3 — de 66 à 70 »
___
32

Ainsi, 13 malades étaient âgés de 16 à 40 ans, et 19 de 40 à 70 ans.

Il n'est pas indifférent de noter que les premiers appartenaient surtout aux 4e, 5e et 6e séries, et que les seconds se rattachaient à la 7e, c'est-à-dire que les premiers offraient des états phlegmasiques plus ou moins aigus ayant produit des fausses membranes, du pus, des abcès ; tandis que les seconds, atteints d'affections chroniques, présentaient des cas d'oblitération de la veine-porte par des caillots plus ou moins consistants.

3° Aucune profession ne paraît avoir spécialement disposé à ce genre d'affection. Quelques individus travaillaient la terre, d'autres étaient pâtre, meunier, cloutier, maçon, sellier, garçon d'écurie, teneur de livres, clerc de notaire, etc.

4° Je n'aurai qu'une circonstance à noter relativement aux localités d'où ils provenaient. Des six que j'ai observés, deux étaient nés dans des départements éloignés, deux arrivaient du département des Landes, et deux de cette partie de la Gironde qui avoisine les landes et peut leur être assimilée. C'est de cette vaste et ingrate contrée que viennent à l'hôpital beaucoup de fièvres intermittentes avec engorgement de la rate, la pellagre et surtout des hydropisies et des maladies du foie.

5º Quelques-unes des observations rapportées attestent que les écarts de régime, l'abus des liqueurs spiritueuses, les affections morales tristes peuvent amener des désordres graves vers le foie et la veine-porte.

6º Des dispositions maladives spéciales ont contribué au développement de ces lésions. Quelques malades étaient scrofuleux, d'autres atteints de cancér. Il en est qui depuis longtemps étaient hémorrhoïdaires. On conçoit quelle influence directe un état habituel de pléthore abdominale peut exercer sur des manifestations morbides, dont le siége s'établit au principal confluent de tous les canaux et réseaux veineux émanés des organes digestifs. Les lésions de la rate, suites de fièvres intermittentes, les inflammations intestinales, la péritonite, les altérations du mésentère, ont eu, relativement aux états pathologiques de la veine-porte et du foie, les conséquences qu'il était facile de prévoir. Plusieurs fois, indépendamment de la propagation de l'inflammation, il y a eu résorption et infection purulente, dont ces organes ont reçu la première et la plus forte atteinte. En général, sauf les cas de compression, ou de lésion organique spéciale, les faits d'oblitération de la veine-porte ont été les résultats immédiats ou secondaires, rapides ou lents, de l'inflammation de cette veine.

II. Remarques relatives aux symptômes des lésions et de l'oblitération de la veine-porte.

Les premiers symptômes que présentent les malades chez lesquels la veine-porte est lésée, si surtout elle est enflammée, dénotent une irritation plus ou moins vive des voies digestives.

Le *vomissement* est l'un de ces phénomènes; les matières vomies ont été quelquefois verdâtres (Schoenlein Ire observation; Frisson, Pressat), d'autres fois mêlées de sang (Balling, Gendrin, Monneret), d'une teinte noirâtre (Duplay) et d'une odeur infecte (Schoenlein IIe obs.).

Il y avait chez quelques malades de la *constipation* (Duplay, Hillairet, Marrotte, ma IIe obs.), plus souvent de la *diarrhée* (Reynaud, IIe obs.; Frey, Leudet, Gendrin, Monneret, Schoenlein IIe obs.; Mohr, ma VIe obs.); les selles étaient jaunes, bilieuses, parfois sanglantes (Schoenlein, 1re obs.; Gendrin, Monneret) ou noirâtres (Duplay).

On a trouvé l'*abdomen tendu, météorisé* (Frey), *douloureux* (Reynaud IIe obs.; Borie, Hillairet). La *soif* était vive (Lambron, Reynaud IIe obs., Hillairet) et le *pouls fréquent* (Andral, Leudet, Monneret, Balling.)

Dans quelques cas, la fièvre s'est manifestée par *des accès très-prononcés,* analogues à ceux d'une pyrexie intermittente. Ils débutaient par un froid très-vif et des frissons répétés, puis arrivait une chaleur intense. Ils étaient irréguliers (Lambron, Borie, Ermerod, Reynaud IIe obs.; Frey, Leudet, Schoenlein IIe obs.; Mohr, Hillairet, Marrotte, ma VIe obs.).

D'autres symptômes plus directement caractéristiques des lésions de la veine-porte et du foie, se sont manifestés. Tels étaient une *douleur* vive à l'hypochondre droit (Reynaud, Schoenlein, Marrotte, Ermerod, Leudet), s'étendant parfois à l'épigastre (Mohr) et l'apparition d'un *ictère* (Ermerod, Bouillaud Ire et IIe obs.; Duplay, Hillairet, Marrotte, mes IIIe et VIe obs.)

On a vu survenir, lorsque la maladie s'est prolongée, une *ascite* plus ou moins considérable (Andral, Balling, Reynaud, Bouillaud, Duplay, Raikem, Dowel, Monneret, Frisson, Mohr, Marrotte, etc., mes six obs.).

Plusieurs malades ont offert le *développement variqueux des veines sous-cutanées de l'abdomen* (Reynaud, Schoenlein, Duplay, Monneret, Frisson, mes IIIe, IVe et VIe obs.).

L'œdème des membres inférieurs a eu lieu plusieurs fois (Reynaud IIe obs.; Raikem, Dowel, Barth, Monneret, mes IIe, IIIe, IVe et V^e obs.).

L'urine était généralement rare et déposait quelquefois un sédiment abondant.

Divers autres symptômes ont été notés, tels que la dyspnée, la toux, les palpitations de cœur, le délire; mais ils ne se sont montrés que dans quelques cas particuliers et sans offrir une liaison directe ou spéciale avec les états morbides de la veine-porte.

Cette récapitulation des symptômes offerts par les individus chez lesquels s'est opérée l'oblitération complète ou incomplète de cette veine, peut éclairer le diagnostic. Elle montre un certain rapport entre les lésions et les phénomènes, et permet de convertir quelques-uns de ceux-ci en signes. Ainsi, lorsqu'aux indices d'une irritation vive des voies digestives, se manifestant avec des accès fébriles irréguliers, se joindront une douleur plus forte à l'hypochondre droit, des évacuations imprégnées de sang, un épanchement séreux dans le péritoine et le développement des veines superficielles des parois abdominales, on pourra présumer que le système de la veine-porte est le siége de quelque grave lésion, qui met obstacle à la circulation du sang.

M. Waller, de Prague [1], et M. Roberts, de New-York [2], ont essayé de fixer les bases du diagnostic de l'inflammation de cette veine. Les principaux signes indiqués par le premier sont l'augmentation de volume du foie et de la rate; l'ictère, la douleur épigastrique, les vomissements, la tuméfaction de l'abdomen, l'amaigrissement rapide.

D'après la Commission médicale dont M. Roberts était le rapporteur, l'inflammation de la veine-porte se présente diversement, selon qu'elle est aiguë et suppurative, ou sub-aiguë et adhésive. La fièvre dans la première variété revêt la forme typhoïde; elle s'accompagne de frissons, et semble rémittente; mais elle est irrégulière ou erratique; des sueurs copieuses terminent les accès. La douleur de l'épigastre et de l'hypochondre droit, la jaunisse, le goût amer de la bouche, viennent s'ajouter aux indices de cette affection. La variété adhésive donne lieu à l'ascite. M. Roberts convient néanmoins que ces divers signes sont loin d'être parfaitement caractéristiques.

Les difficultés du diagnostic s'augmentent de la rareté des occasions de vérifier les faits, de la diversité

[1] Wien Zeitung, 1846. — *Archives de Méd.*, IVe série, t. 18, p. 462.
[2] *The New-York Journal of Medicine, 1849.* — *Revue Medico-Chirurgicale,* t. 7 p. 12.

de ceux-ci, et surtout du peu d'attention généralement accordée aux lésions du système veineux abdominal.

Toutefois, la pyléphlébite porte un cachet qui frappe l'observateur attentif. M. Schoenlein, retrouvant à la clinique de Berlin les traits dont il avait été vivement impressionné dix ans avant à Wurtzbourg, annonce à ses élèves une inflammation de la veine-porte et excite au plus haut degré leur enthousiasme par l'exactitude de ce diagnostic. Mais longtemps encore une pareille chance demeurera le privilége du savoir profond et de la sagacité personnelle du praticien.

III. Remarques relatives aux lésions constatées dans les recherches nécroscopiques.

La veine-porte a été le siége des altérations suivantes :

Elle a été comprimée, affaissée par des tumeurs sous-hépatiques, rétrécie ou obstruée par la présence des corps qu'elle renfermait. On y a trouvé de la matière encéphaloïde (Pressat), et bien plus souvent du sang coagulé (Balling, Reynaud, Ermerod, Leudet, Bouillaud, Duplay, Gendrin, Raikem, Dowel, Monneret, Frisson, Schoenlein, Hillairet, Marrotte, mes six observations), opposant un obstacle solide au cours du sang.

Les concrétions sanguines étaient ordinairement formées de deux couches : l'une extérieure, plus dense, moins colorée, et adhérant aux parois de la veine, c'était la plus ancienne; l'autre, d'une couleur rouge-noirâtre, et encore molle. Tantôt l'obturation était complète, tantôt le caillot ne remplissait pas exactement la veine et laissait encore au sang un étroit passage (Ire et IIe observation de Reynaud, ma Ve observations).

Le caillot était réduit quelquefois à une sorte de cordon fibrineux (Gendrin, Raikem), ou à l'état de substance cellulo-vasculaire (Reynaud, IIIe obs.), ou de matière comme pultacée (Dance, Bouillaud, Dowel, ma IVe obs.).

Les parois de la veine-porte étaient tapissées dans plusieurs cas par une fausse membrane plus ou moins épaisse. (Lambron, Andral, Borie, Balling, Mohr, Barth, ma V^e obs.).

Une quantité variable de pus a été trouvée dans cette veine (Lambron, Borie, Ermerod, Dance, Leudet, Schoenlein, Frey, Hillairet, Marrotte), qui, dans deux circonstances, était en outre dilatée (Schoenlein, IIe obs.; Mohr). Fréquemment son tissu était rouge, injecté (Andral, Follin, Monneret), ou grisâtre (Leudet), épaissi (Balling, Leudet, Gendrin, Raikem, Dowel, Monneret, Pressat), ferme et résistant (Balling, Monneret, Pressat).

Sa surface interne s'est montrée plusieurs fois inégale et rugueuse, évidemment altérée par un travail phlegmasique (Reynaud, Monneret, etc.). Elle a offert, dans quelques cas remarquables, une ossification plus ou moins étendue, tantôt embrassant tout son calibre (Frisson) ou une partie de ce calibre (ma VIe obs.), tantôt se présentant sous la forme de lamelles nombreuses (Raikem, Dowel, ma V^e obs.) [1].

---

[1] Les exemples d'ossification de la veine-porte sont rares. Cependant, M. Philippe Phœbus en a indiqué plusieurs d'après Ruysch, Winker, Lobstein et Otto, dans sa dissertation intitulée : *De concrementis venarum osseis et calculosis*. Berolini, 1832, p. 5 et 6.

L'enveloppe extérieure de la veine-porte a présenté des traces d'inflammation récente, ou une notable augmentation d'épaisseur et de consistance. (Cruveilhier, Schoenlein, Ire obs.; Balling, Barth.)

Les altérations de la veine-porte se sont étendues aux veines dont elle est l'aboutissant. La splénique et la mésentérique se sont montrées épaissies, violacées, flexueuses, variqueuses et plus ou moins remplies de caillots (Balling, Reynaud, Schoenlein, Gendrin, Duplay, Raikem, Frisson, Pressat, Mohr, Marrotte, ma Ire obs.).

Les veines des parois abdominales, soit celles qui sont superficielles et apparentes, soit celles qui sont profondes, sous-péritonéales, diaphragmatiques et intercostales, ont offert une dilatation plus ou moins considérable (Reynaud, Ire obs.).

Le foie paraissait être à l'état normal dans un petit nombre de cas (Schoenlein, Barth), ou bien il n'était altéré que partiellement dans le lobe de Spigel (Balling), ou encore il a paru plus volumineux qu'à l'ordinaire lorsque des tubercules (Bouillaud), des noyaux ou des foyers purulents (Dance, Frey, Follin, Leudet, Marrotte), développés dans son tissu, venaient ajouter à la masse des éléments constitutifs.

Plus souvent, le volume du foie a été diminué (Reynaud, Raikem, Dowel, Monneret, Frisson, toutes mes observations). Cet organe était quelquefois mou (Ermerod, ma IIe obs.), plus fréquemment ferme (Monneret, Mohr, mes IIIe, IVe, V^e obs.), pâle ou jaunâtre (Mohr, mes observations), et granuleux (Reynaud, Dowel, Ire et IIe obs.; mes IIe, IIIe et IVe obs.).

M. Raikem a vu le calibre de l'artère hépatique manifestement augmenté.

La vésicule biliaire s'est montrée dans l'état normal ou même distendue (Lambron, Balling, Cruveilhier, Borie, Hillairet, mes observations), ou altérée par un état phlegmasique spécial, qui en avait rendu les parois épaisses et dures (Monneret, Duplay).

On a trouvé dans la vésicule des calculs (Bouillaud, Ire et IIe obs.; Monneret) et généralement une quantité plus ou moins considérable de bile (Borie, Frey, Bouillaud, Lambron, Raikem, Mohr, Reynaud, Hillairet, Frisson, mes six obs.).

La rate a rarement conservé son état ordinaire. Elle a paru presque toujours d'un volume exagéré (Balling, Reynaud, Borie, Schoenlein, Raikem, Barth, Monneret, mes Ire, V^e, VIe obs.). Son tissu était mou (Balling) ou dense (Frey, Barth, ma V^e obs.), et sa surface quelquefois recouverte d'une membrane de consistance fibro-cartilagineuse (Reynaud, IIe obs.; Raikem, ma V^e obs.).

L'estomac était chez quelques sujets ramolli (Schoenlein, Duplay) et d'une teinte ardoisée (Frey, ma V^e obs.) ou brune (mes Ire et IVe obs.).

Les intestins étaient météorisés (Balling), épaissis et hypertrophiés (Raikem), rouges, très-injectés (Reynaud, Duplay, Raikem, Schoenlein, Frisson, Borie, mes V^e et VIe obs.).

Les ganglions mésentériques étaient quelquefois enflammés (Schoenlein, Frisson) et même en suppuration (Dance, Frey, Hillairet).

Le péritoine, plus ou moins rouge et injecté (Frisson, Barth, Balling, Hillairet), contenait une sérosité limpide ou trouble, et mêlée soit de sang, soit de pus.

§ IV. — Considérations de physiologie pathologique déduites des faits de lésion et d'oblitération de la veine-porte.

I. Circonstances locales qui produisent l'oblitération de la veine-porte.

1° La veine-porte peut être mécaniquement oblitérée en vertu d'une compression exercée par des tumeurs contiguës. Ses parois étant rapprochées, gênent, ralentissent la circulation du sang; ce fluide tend alors à se concréter.

2° Des lésions organiques graves des parties voisines en ont fait naître d'analogues dans la veine-porte, par cette tendance à la propagation et à l'envahissement, qui est l'un des caractères de certaines diathèses, et spécialement de la diathèse cancéreuse.

3° L'inflammation de la veine-porte a été la cause la plus fréquente de l'oblitération de ce vaisseau.

Les preuves de cette pyléphlébite ont été fournies par des faits nombreux. Le pus, les exsudations pseudo-membraneuses contenues dans ce tronc veineux; les abcès formés à la périphérie ou le long de ses divisions, l'épaississement, l'injection, la rougeur de ses parois dilatées, élargies, hypertrophiées, attestent l'existence d'un état phlegmasique.

La présence d'un caillot plus ou moins dense et ancien, lorsque aucune autre circonstance n'aurait pu le produire, est une raison de plus d'admettre cette phleg-

masie; on sait en effet que l'un des résultats les plus
rdinaires de la phlébite est d'opérer la coagulation du
sang dans le lieu affecté.

D'après M. Waller, la phlébite, au lieu d'être la cause,
pourrait être l'effet de la coagulation du sang; et il
ajoute que plus la maladie est ancienne, plus la lymphe coagulée a de disposition à se transformer en
pus [1]. Ces assertions manquent de preuves.

Il est à présumer que les premières couches du caillot
se confondent avec l'exsudation plastique dont la membrane interne de la veine est tapissée; ce qui le prouve,
c'est la consistance, la couleur, l'aspect couenneux
des parties les plus extérieures du coagulum.

Les ossifications dont la veine-porte a été plusieurs
fois encroûtée, témoignent encore d'un travail phlegmasique. Ces productions, dont Bichat avait fait re-
marquer la rareté dans le tissu veineux, et la fréquence
dans le tissu artériel, ont été trouvées cinq fois dans la
veine-porte; peut-être en sera-t-on moins étonné si
l'on réfléchit que cette veine se comporte dans le foie
à la manière d'une artère.

L'inflammation de la veine-porte a présenté dans sa
marche d'importantes différences. Tantôt elle a été ac-
tive, aiguë, accompagnée d'irritation intense des voies
digestives, de fièvre et surtout d'accès ou de paroxysmes fébriles très-marqués, et suivie d'exsudation plastique ou purulente, d'abcès, etc.; tantôt elle a été sub-

[1] Sur la pyléphlébite ou inflammation de la veine-porte, par
M. le Dr Waller, de Prague. (*Wiew Zeitung, etc. — Archives de
Médecine*, IVᵉ série, t. XVIII, p. 462.)

aiguë ou chronique, et a amené des altérations de texture dans les parois et des concrétions fibrineuses progressives qui ont fini par obturer le calibre de la veine.

La pyléphlébite n'opère pas seulement dans les parois de la veine-porte les changements que je viens de signaler, elle les étend aux enveloppes extérieures, au tissu cellulaire contigu, et y produit l'épaississement, l'injection, l'induration. Enfin, l'inflammation et ses effets se propagent aussi aux branches principales dont le tronc sous-hépatique est le terme.

Tous ces faits établissent d'une manière assez positive la réalité et la fréquence de l'inflammation de la veine-porte, et lui assignent le premier rang parmi les causes de l'oblitération de ce vaisseau.

II. Influence de l'oblitération de la veine-porte sur la circulation veineuse abdominale.

La veine-porte ne s'oblitère ordinairement que par degrés. Une subite interruption du cours du sang dans ce grand tronc veineux aurait des suites immédiatement funestes, comme le prouvent les expériences faites sur les animaux.

La colonne sanguine diminuant de volume et finissant par s'interrompre, il en résulte : 1° Arrêt et stase du sang dans les branches abdominales; 2° diminution ou absence de ce fluide dans les divisions hépatiques. Ainsi, d'un côté pléthore, et de l'autre anémie. Voyons les conséquences de ce partage inégal.

Les veines des viscères abdominaux se remplissent

outre mesure, et cet engorgement s'étendant jusqu'aux capillaires, il s'ensuit :

1° Une propension à peu près constante à l'hydropisie ascite;

2° Une tendance aux flux séreux et hémorrhagiques, soit par l'estomac, soit par l'intestin (vomissements noirâtres et diarrhées sanguinolentes);

3° Une intumescence générale des tissus, l'augmentation d'épaisseur des parois gastrique et intestinale, l'expansion des vaisseaux hémorrhoïdaux, surtout le développement de la rate;

4° Des efforts tentés par la nature pour rétablir la circulation interceptée dans l'abdomen, en ouvrant ou en élargissant de nouvelles voies devant le sang arrêté. Ce fait curieux du remplacement d'un tronc vasculaire par une circulation collatérale, si bien constaté pour le système artériel, n'est pas moins fréquent dans le système veineux. Les veines profondes et superficielles se suppléent sans cesse. L'azygos offre une anastomose toujours prête à remplacer la veine-cave inférieure; mais la veine-porte est dépourvue d'un auxiliaire semblable. Ce n'est qu'à l'aide d'un travail successif, d'une dilatation graduelle, que les veines mésentériques peuvent se débarrasser du sang qui les surcharge. Ces communications s'établissent par les divisions terminales de la petite mésaraïque, et par les rameaux qui s'anastamosent avec les veines des parois, soit avec celles qui sont profondes, soit avec celles qui rampent à la surface de l'abdomen. Quelle que soit la voie choisie, les canaux se dilatent, et alors la circulation peut continuer.

On juge d'après cette remarque combien est important le signe offert par la dilatation des veines superficielles de l'abdomen ; mais il n'appartient pas exclu-
sivement aux lésions de la veine-porte. M. Watson a
rapporté deux cas curieux de lésion et de compression
de la veine–cave inférieure ; les veines sous-cutanées
de l'abdomen étaient extrêmement variqueuses [1].

L'oblitération de la veine-porte exerce du côté du
foie une influence diamétralement opposée à celle
qu'elle a sur les autres organes de l'abdomen. De là,
quelques autres conséquences qu'il est nécessaire d'exa-
miner en particulier.

III. Rapports de l'oblitération de la veine-porte avec l'état et le volume du foie.

Lorsqu'une inflammation vive s'est emparée de la
veine-porte et qu'elle se propage aux divisions répan-
dues dans le foie, elle peut susciter dans cet organe
une turgescence générale ou des noyaux phlegmasiques
et des foyers purulents. Alors le volume du foie est
plutôt augmenté que diminué.

Mais lorsque l'affection est moins aiguë, et que, dès
le principe, elle est circonscrite à la veine-porte, le foie
subit l'influence que tout organe éprouve lorsqu'il est
privé d'une partie du sang qu'il devait recevoir. La mo-
dification que cet important viscère présente alors doit
être analogue à celle qu'il ressent à la naissance par
l'oblitération de la veine ombilicale et par la perte du
sang que ce vaisseau lui fournissait.

[1] *Lectures on the princ. and pract. of Physic.* London, 1848,
t. II, p. 326.

La diminution du volume du foie était donc un fait facile à prévoir et qu'effectivement l'observation a constaté.

Il y a eu dans cet organe, non-seulement diminution de volume, mais encore pâleur, teinte jaunâtre, aspect granuleux et mamelonné; en un mot, on y a retrouvé les principaux caractères de la cirrhose.

Des recherches anatomico-pathologiques assez multipliées m'ont conduit à penser que sous le nom de *cirrhose* sont compris des états morbides variés [1], qu'une observation plus attentive fera mieux distinguer à l'avenir. En attendant, j'admets que l'oblitération de la veine-porte peut produire l'une des formes les plus simples de cette lésion organique, celle qui résulte de l'atrophie de la substance rouge du foie. Comme motif d'accepter cette opinion, je pourrais indiquer les résultats de quelques observations relatives à la structure du tissu hépatique. On sait que ce tissu, décoloré et affaissé par la privation du sang, reprend sa couleur et sa fermeté si la veine-porte est injectée, tandis qu'il ne change pas d'aspect si l'injection est poussée dans l'artère hépatique [2].

Mais en s'en tenant même aux simples remarques fournies par les faits contenus dans ce Mémoire, on est en droit d'avancer que les lésions de la veine-porte exercent une influence marquée sur la coloration et le volume du foie.

---

[1] Cette manière de voir diffère beaucoup de celle de M. Gubler, qui regarde la cirrhose comme un état morbide toujours identique. (*Thèse de Concours*. 1853, p. 51.)

[2] Lambron; *Archives de Médecine*, 3e série, t. X, p. 157 et 159.

IV. Influence de l'oblitération de la veine-porte sur la sécrétion de la bile.

La majorité des physiologistes place dans la veine-porte la source de la sécrétion de la bile. Peu d'auteurs, parmi lesquels se distingue Bichat, pensent que cette sécrétion ne déroge pas à la loi commune et qu'elle puise ses matériaux dans le sang artériel.

Quelques expériences faites, il y a près de trente ans, par M. Simon de Metz, sur des lapins et des pigeons, ont été citées comme favorables au rôle attribué à la veine-porte [1].

Cependant, de l'aveu de cet auteur lui-même, les tentatives faites sur les lapins étaient restées sans résultats positifs, et on peut en dire presque autant des essais entrepris sur les pigeons, qui n'ont pas de vésicule biliaire, mais deux conduits hépatiques, et chez lesquels on n'apprécie la quantité de bile formée que par celle qu'on peut fortuitement rencontrer dans les intestins et dans le cloaque.

D'autres expériences, beaucoup plus concluantes, m'ont démontré que l'interruption du cours du sang dans la veine-porte est sans influence sur la sécrétion de la bile [2].

[1] *Journal des progrès des sciences et institutions médicales.* 1828, t. VII, p. 216

[2] Ces expériences ont été très-habilement exécutées, sur mon invitation et en ma présence, par M. Oré, professeur de physiologie, secondé par M. le Dr Segay, chef des travaux anatomiques. Voici le résumé succinct de nos essais :

La veine-porte et les canaux hépatiques ayant été liés chez

Mais quelle que soit la valeur de ces tentatives, les lumières fournies par l'anatomie pathologique ont une plus grande portée, parce que les changements survenus chez les malades, dans la circulation veineuse abdominale, se sont produits lentement, et que, pendant ce temps, la bile aurait dû cesser d'être renouvelée dans la vésicule si sa source avait été réellement tarie.

Or, si l'on examine les faits dont j'ai donné un aperçu dans ce travail, on s'assurera que chez la plupart des sujets la vésicule contenait encore au décès une certaine et quelquefois même une assez grande quantité de bile.

L'observation de M. Lambron équivaut certainement à l'expérience physiologique la plus décisive. La plaie

deux pigeons, l'un mourut pendant l'opération, l'autre huit heures après. Le cloaque contenait de la bile.

La veine-porte a été liée à trois chiens; chez d'autres, elle a été injectée, par une branche de la mésaraïque, avec de la solution de tannin, avec du plâtre, etc.; la mort a été presque immédiate, et il a fallu renoncer à ce genre d'expérimentation.

Nous avons alors pensé qu'au lieu de produire une oblitération subite, il était mieux d'obtenir un resserrement successif du vaisseau. Une anse de ficelle a été passée autour de la veine-porte, mais n'a point été nouée; ses extrémités, assez longues, ont été laissées en dehors de la plaie pour être attachées sur le dos de l'animal. Cette opération a été parfaitement supportée. Quatre chiens sont morts du troisième au quatrième jour. La veine-porte était plus ou moins resserrée, contenait des caillots, mais n'était point oblitérée.

Chez un chien de moyenne taille qui vécut six jours, et chez lequel la ligature avait été serrée dès le troisième jour par une torsion graduelle, la veine, étranglée au niveau du lien, contenait des caillots très-fermes qui en obstruaient complétement le calibre.

Enfin, un autre chien, plus jeune que les précédents, nous

faite à l'une des branches qui se rendent à la veine-
porte avait amené l'oblitération graduelle de ce tronc.
L'interruption du cours du sang s'en suivit et dura
plus de quinze jours avant la mort. La vésicule n'en
était pas moins pleine d'une bile normale.

La première des deux observations de M. Bouillaud
peut remplacer toute expérience dans laquelle les canaux biliaires et la veine-porte auraient été liés. En
effet, ces vaisseaux, comprimés par des tumeurs volu-
mineuses, étaient oblitérés. Néanmoins, la malade vécut plusieurs mois; et la bile, au lieu de cesser de se produire, continua d'être sécrétée, et ne pouvant s'écouler
par le canal cholédoque, distendit la vésicule au point
de lui faire égaler le volume de la tête d'un enfant.

a offert une oblitération fort remarquable. Le lien avait été
laissé sans nœud. Vers le cinquième jour, lorsqu'on voulut le
serrer, on ne le trouva plus; il fut évident que ce chien l'avait
fait courir en le tiraillant par une de ses extrémités; il avait
ainsi fait cheminer autour de la veine-porte environ 40 à 50
centimètres de ligature. La plaie était presque cicatrisée. Du
reste, cet animal était gai et agile; il mangeait bien, mais il
vomissait souvent et maigrissait. Présumant que la veine-porte
était demeurée intacte, nous voulûmes passer un nouveau lien
après avoir rouvert la plaie abdominale; mais des adhérences
déjà contractées autour de la veine-porte ne permirent pas de
la saisir, et la ligature glissa au-devant. Ce cordon se détacha
de lui-même au bout de deux jours. Nous constatâmes le développement très-prononcé des veines superficielles de la paroi
antérieure de l'abdomen. Quatre jours après, l'animal fut tué
par la section du bulbe rachidien. La veine-porte offrait une
oblitération complète. Elle formait un véritable cul-de-sac, et
contenait des caillots au-dessus et au-dessous.

Dans toutes les expériences que je viens de mentionner, la
vésicule était complétement pleine de bile, et on trouvait une certaine quantité de ce fluide dans les intestins.

À côté de ces faits très-remarquables, s'en trouvent beaucoup d'autres attestant que l'oblitération de la veine-porte n'empêche pas la bile de se sécréter et de remplir la poche sous-hépatique. Ces faits sont ceux qu'ont publiés MM. Raikem, Balling, Mohr, Borie, Frey, Reynaud, Frisson, Hillairet; ce sont aussi mes propres observations.

Si, dans les cas cités par MM. Duplay et Monneret, la vésicule s'est montrée petite, c'est que ses parois avaient été enflammées et indurées; ils n'infirment donc pas les précédents.

Non-seulement la bile n'a pas été empêchée de se produire dans ces divers exemples, mais elle a été quelquefois sécrétée en abondance, ainsi que l'attestent l'ictère, les vomissements jaunâtres, les déjections liquides et bilieuses qui se manifestaient quelques jours encore avant la mort (Obs. de Bouillaud, Schoenlein , Frisson, Pressat, Duplay, etc.).

Dans plusieurs cas, la veine-porte était remplie de matière purulente (Obs. de Dance, Borie, Lambron, Ermerod, Schoenlein, Leudet, etc.). Comment la bile aurait-elle pu continuer d'être sécrétée avec ses qualités ordinaires, si les matériaux destinés à la former n'avaient été transmis que par cette veine?

Dans toutes les circonstances que je viens de rappeler, la sécrétion de la bile s'est montrée indépendante de l'état morbide de la veine-porte, de son inflammation, de sa suppuration, de ses obstructions partielles, et enfin de son oblitération complète.

Voilà des faits positifs, que viendraient corroborer au besoin l'anatomie du foie des mollusques et les exem-

ples de terminaison anormale et directe de la veine-
porte dans la veine-cave ; si par eux-mêmes ils ne four-
nissaient pas les éléments d'une conviction suffisante.

On a vu la sécrétion de la bile continuer dans les cas
d'anévrysme et d'oblitération de l'artère hépatique. Mais
c'était lorsque l'oblitération existait au-dessus de l'artère
pylorique, et que la circulation du sang rouge continuait nécessairement dans le foie à la faveur des nombreuses anastomoses de cette dernière artère et de la
gastro-épiploïque droite.

Chez une femme, morte l'an dernier dans mon service, à la suite d'une lésion organique du cœur et
d'une hypertrophie du foie, l'artère hépatique était
fortement comprimée entre deux petites tumeurs très-
dures immédiatement avant son entrée dans la scissure
transversale. La vésicule ne contenait que 9 grammes
de bile.

Des considérations et des faits qui précèdent, j'infère
que la veine-porte n'est pas liée à la sécrétion de la
bile, et que la source de ce fluide doit se trouver dans
le sang artériel.

Je suis, du reste, convaincu que la physiologie du
foie, si vivement éclairée par les travaux des expéri-
mentateurs modernes, s'enrichira par de nouvelles recherches qui conduiront à de nouveaux progrès.

§ V. — Inductions thérapiques suggérées par les considérations relatives aux faits d'oblitération de la
veine-porte.

Il est rare qu'une connaissance plus approfondie des
attributs essentiels d'un état morbide demeure entière-

ment stérile, et qu'on ne puisse en faire jaillir quelques inductions sous le rapport pratique. Divers points de l'histoire de l'oblitération de la veine-porte me semblent pouvoir offrir des données utiles, du moins servir de jalons pour des déductions ultérieures :

1° A quelques exceptions près, cet état pathologique a pour origine une inflammation du tronc veineux sous-hépatique, et cette affection est très-souvent liée à une phlegmasie plus ou moins intense des viscères abdominaux. C'est donc à combattre celle-ci, lorsqu'on peut en supposer l'existence, qu'il faut d'abord s'attacher.

2° Les accès ou les paroxysmes fébriles irréguliers, précédés de frissons et de froid très-marqués, peuvent en imposer pour des accès d'une fièvre rémittente ou intermittente grave, ou même pernicieuse, et inspirer la pensée d'employer les anti-périodiques, en particulier le sulfate de quinine à haute dose. Des faits nombreux attestent l'inutilité et même le danger d'une semblable médication.

3° On ne saurait redouter les émissions sanguines locales, et principalement l'application des sangsues à l'anus, pendant la période d'acuité.

4° L'usage des délayants et des laxatifs doit concourir à favoriser la circulation des fluides dans les vaisseaux engorgés.

5° Les boissons seront rendues alcalines par l'addition du sous-carbonate ou du bi-carbonate de soude, afin de s'opposer autant que possible à la tendance du sang à la coagulation.

6° La maladie faisant des progrès, l'état phlegmasique aigu étant dissipé, la sérosité s'épanchant dans l'abdomen et donnant lieu de supposer que l'oblitération de la veine-porte est accomplie, les évacuations sanguines ne doivent être employées qu'avec réserve et seulement pour diminuer la pléthore abdominale. C'est le moment d'user des évacuants, de ceux surtout qui provoquent les sécrétions séreuses intestinales.

7° Mais ces moyens seraient nuisibles s'il y avait déjà des vomissements ou de la diarrhée, et surtout si les évacuations étaient sanguinolentes. Il vaut mieux alors s'abstenir de médicaments actifs.

8° La paracenthèse est le meilleur moyen de diminuer la gène, le malaise que produit l'ascite. Cette opération peut être réitérée sans inconvénient. Il n'en est pas de même des injections iodées. Une de mes observations le prouve : les indices d'une lésion, et surtout d'une oblitération de la veine-porte, doivent former une contre-indication très-grave. On conçoit, en effet, que l'arrêt du sang dans la veine-porte augmenterait les chances de péritonite et d'entérite.

9° Il importe d'éviter aux organes digestifs un travail fatigant, et il faut ne pas perdre de vue que des deux voies d'absorption habituellement ouvertes dans les parois intestinales, l'une d'elles est hors de service ; il est donc bon de ménager celle qui continue à fonctionner.

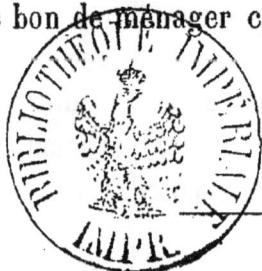